INSTRUCTIONS

SUR LA RAGE

PAR LE Dr LEDUC

Médecin du Bureau de Bienfaisance et des Asiles,
Médecin par quartier du Dispensaire,
Médecin requis à l'Hôpital militaire,
Secrétaire de la Société de Médecine de Versailles,
Membre correspondant de la Société d'Agriculture, Sciences et Arts de Poligny.

VERSAILLES

IMPRIMERIE DE E. AUBERT

6, AVENUE DE SCEAUX.

1864

INSTRUCTIONS

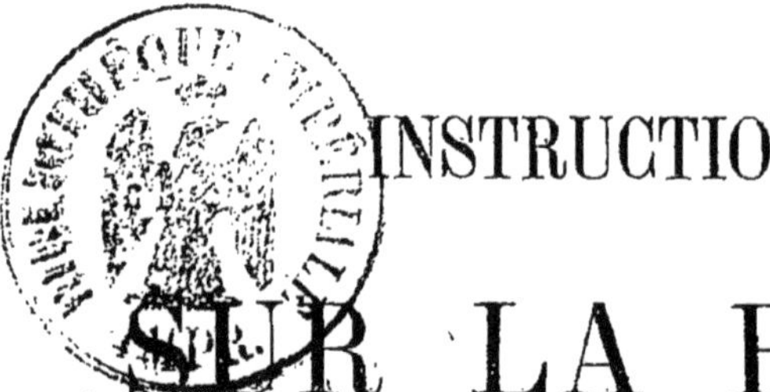

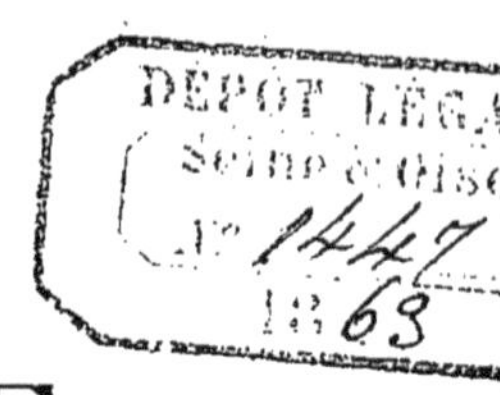

SUR LA RAGE

PAR LE Dr LEDUC

Médecin du Bureau de Bienfaisance et des Asiles, Médecin par quartier du
Dispensaire, Médecin requis à l'Hôpital militaire, Secrétaire de la Société
de Médecine de Versailles, Membre correspondant de la Société d'Agriculture, Sciences et Arts de Poligny.

A diverses époques, les corps savants, Académie des
Sciences, Académie de Médecine, Sociétés locales,
quelle que soit leur importance, se sont très activement
occupées d'une des questions les plus intéressantes au
point de vue de l'existence de toutes les espèces ani-
males. La rage, dont les terribles conséquences ne sont
que trop connues, a été l'occasion de mesures administratives dont nous discuterons plus loin la valeur par-
ticulière, et qui prouvent au moins toute la gravité de la
situation.

Cette année encore, dans le courant du mois de juin,
l'Académie de Médecine entendit le remarquable compte-
rendu de M. Bouley, et depuis il s'est élevé dans le sein
de la docte compagnie une discussion très animée qui a
fait savoir, dans un certain monde, l'état réel de nos connaissances sur le redoutable virus. Nous n'avons pas la
pensée de reprendre tout ce qui a été dit et fait sur cette

matière; la tâche nous paraît trop lourde, d'une part, et de l'autre par trop de diffusion nous ne saurions atteindre le but que nous nous sommes proposé, c'est-à-dire de mettre sous les yeux du public ce qu'il ne doit plus ignorer à l'avenir : *le meilleur préservatif de la rage.*

Un titre aussi franchement posé doit naturellement éveiller l'attention et piquer la curiosité ; je ne doute pas néanmoins qu'un sourire dédaigneux ne vienne se glisser sur un visage habituellement sérieux, et qu'une phrase plus que dubitative ne s'échappe d'une bouche incrédule. On suppose peut-être qu'il est sorti du cerveau de quelques médicastres, ou du laboratoire de quelques broyeurs de plantes, une nouvelle panacée semblable à tant d'autres, pour lesquelles le temps et l'expérience ont notifié le peu de valeur et même l'inutilité complète. Nous sommes bien loin de ces erreurs; il s'agit ici de moyens purement scientifiques et de raisonnements basés sur l'observation.

Voici le fait : le meilleur préservatif de la rage, comme l'a dit en 1860 M. Sanson, et comme l'a répété à la tribune académique M. le professeur Bouley, c'est la connaissance des symptômes propres à cette affection, connaissance grâce à laquelle les conséquences désastreuses de la rage, chez les animaux et chez l'homme, pourraient être le plus souvent prévenues. Il est donc de notre devoir de communiquer à nos concitoyens un peu de cette science médicale, utile à tous, décriée par un grand nombre dans l'état de santé, et à laquelle on fait toujours un chaleureux appel au moment du danger.

Le chien est, sans contredit, l'animal le plus répandu dans toutes les habitations de la ville et des campagnes; nous nous attacherons donc à traiter ce qui a particulièrement rapport à cet intéressant quadrupède. C'est, du reste, ce qu'a fait M. Bouley lui-même, dans son rapport, dont nous extrayons les passages suivants :

« L'idée de rage, chez les chiens, implique pour le monde en général celle d'une maladie qui se caractérise nécessairement par des accès de fureur, des accès de mordre, etc., etc.

« Cette idée est d'autant plus profondément ancrée, qu'en dehors de son acception pathologique, le mot *rage*, en français, exprime la colère, la haine, la cruauté, les passions furieuses.... C'est dans ce sens qu'il est toujours employé par les poètes :

« **On lit dans ses regards sa fureur et sa rage,** »

a dit Racine, et combien d'autres fois cette expression revient sous sa plume et toujours avec la même signification !

« C'est un préjugé bien redoutable, que celui qui admet que la rage est nécessairement et toujours caractérisée par la fureur. De tous ceux qui sont accrédités au sujet de cette maladie, c'est peut-être le plus fécond en conséquences désastreuses ; car on demeure sans défiance en présence d'un chien malade qui ne cherche pas à mordre, et cependant sa maladie peut très bien être la rage.

« La prudence veut donc que l'on se méfie toujours du chien qui commence à ne plus présenter les caractères de la santé. La crainte du chien malade n'est pas seulement le commencement de la sagesse, c'est la sagesse même.

« Les premiers symptômes de la rage du chien, quoique obscurs encore, sont déjà significatifs pour qui sait les comprendre.

« Ils consistent, comme Youatt l'a si bien exprimé, dans une humeur sombre, et une agitation inquiète qui se traduit par un changement continuel de position.

« L'animal cherche à fuir ses maîtres ; il se retire dans son panier, dans sa niche, dans les recoins des appartements, sous les meubles, mais il ne montre aucune disposition à mordre. Si on l'appelle, il obéit encore, mais avec lenteur et comme à regret. Crispé sur lui-même, il se tient caché profondément entre sa poitrine et ses pattes de devant.

« Bientôt il devient inquiet, cherche une nouvelle place pour se reposer et ne tarde pas à la quitter pour en chercher une autre. Puis il retourne à son lit dans lequel il s'agite continuellement, ne pouvant trouver une position qui lui convienne. Du fond de son lit, dit Youatt, il jette autour de lui un regard dont l'expression est étrange. Son attitude est sombre et suspecte. Il va d'un membre de la famille à l'autre, fixe sur chacun des yeux résolus, et semble demander à tous alternativement un remède contre le mal qu'il ressent.

« Sans doute, ce ne sont pas des symptômes pathognomoniques (1), mais comme déjà cette peinture est expressive! Si ces signes ne suffisent pas pour permettre tout d'abord d'affirmer l'existence de la rage, ils doivent à coup sûr faire naître dans les esprits prévenus la pensée, et conséquemment la crainte, de son avénement possible.

« Une des particularités les plus curieuses et les plus importantes à connaître de la rage du chien. c'est la persévérance, chez cet animal, même dans les périodes les plus avancées de sa maladie, des sentiments d'affection envers les personnes auxquelles il est attaché. Ces sentiments demeurent si forts en lui, que le malheureux animal s'abstient souvent de diriger ses atteintes contre ceux qu'il aime, alors qu'il est en pleine rage. De là les illusions fréquentes que les propriétaires des chiens enragés se font sur la nature de la maladie de ces animaux. Comment croire à la rage, en concevoir même l'idée, chez un chien que l'on trouve toujours affectueux, docile, et dont la maladie se traduit seulement par de la tristesse, de l'agitation et une sauvagerie inaccoutumée! Illusions redoutables, car ce chien dont on ne se méfie pas, peut, malgré lui-même, faire une morsure fatale, sous l'influence d'une contrariété, ou, comme il arrive souvent, à la suite d'une correction que son maître aura cru devoir

---

(1) Patognomonique veut dire, en langue vulgaire : symptôme nécessaire pour caractériser une maladie, et qui se présente infailliblement dans tous les cas de cette maladie.

lui infliger, soit pour n'avoir pas obéi assez vite, soit pour avoir répondu à une première menace par un geste agressif aussitôt contenu.

« Dans la plupart des cas, si les maîtres sont mordus, c'est dans des circonstances analogues à celles qui viennent d'être rappelées.

« Le plus souvent le chien enragé respecte et épargne ceux qu'il affectionne; s'il en était autrement, les accidents rabiques seraient bien plus nombreux, car la plupart du temps les chiens enragés restent vingt-quatre, quarante-huit heures chez leurs maîtres, au milieu de la famille et des gens de la domesticité, avant que l'on conçoive des craintes sur la nature de leur maladie. »

Voilà, nous le pensons, des renseignements utiles et nettement formulés, qui devront éclairer bien des propriétaires. Ceux-ci, désormais, ne se fieront plus à leur expérience personnelle pour entreprendre un traitement, qui serait des plus intempestifs, et qui leur permettrait de se reposer dans une sécurité trompeuse. Au lieu de laisser courir leur chien sur la voie publique, nous les verrons prendre des précautions dès le moindre changement dans la santé de l'animal. On l'attachera et on le fera visiter au plus vite par un homme spécial. Faute de se conformer à cette sage prescription, des accidents nouveaux pourront se produire, et cette fois ce ne serait plus le résultat de l'ignorance, puisque nous prenons la peine d'avertir les intéressés.

« A la période initiale de la rage et lorsque la maladie est complétement déclarée, dans les intermittences des accès il y a chez le chien une espèce de délire qu'on peut appeler le *délire rabique* dont Youatt a parlé le premier et qu'il a parfaitement décrit.

« Ce délire se caractérise par des mouvements étranges qui dénotent que l'animal malade voit des objets ou entend des bruits qui n'existent que dans ce qu'on est bien obligé d'appeler son imagination. Tantôt, en effet, l'animal se tient immobile, attentif comme aux aguets, puis tout à coup il se lance et mord dans l'air, comme fait dans l'état de santé le chien qui veut attraper une mouche au vol. D'autres fois, il se lance furieux et hurlant contre un mur, comme s'il avait entendu de l'autre côté des bruits menaçants.

« En raisonnant par analogie, on est bien obligé d'admettre que ce sont là des signes de véritables hallucinations. Mais, quoi qu'il en soit du sens qu'on veuille leur attribuer, il est certain qu'ils ont une grande valeur diagnostique, et leur étrangeté doit éveiller l'attention et mettre en garde contre ce qu'ils annoncent.

« Cependant, ceux qui ne sont pas prévenus ne sauraient y attacher d'importance, d'autant que ces symptômes sont très fugaces et qu'il suffit pour qu'ils disparaissent que la voix du maître se fasse entendre. « Dispersés, dit Youatt, par cette influence magique, tous ces objets de terreur s'évanouissent, et l'animal rampe vers son maître avec l'expression d'attachement qui lui est particulier. »

« Alors vient un moment de repos ; les yeux se ferment lentement, la tête se penche, les membres de devant semblent se dérober sous le corps, et l'animal est prêt à tomber. Mais tout-à-coup il se redresse ; de nouveaux fantômes viennent l'assiéger, il regarde autour de lui avec une expression sauvage, happe comme pour saisir un objet à portée de sa dent, et se lance à l'extrémité de sa chaîne à la rencontre d'un ennemi qui n'existe que dans son imagination.

« Tels sont les symptômes que l'on observe chez le chien à la période initiale de la rage. On conçoit qu'ils ne doivent pas se montrer toujours les mêmes chez tous les sujets, et qu'au contraire ils se diversifient dans leur expression suivant le naturel des malades. »

« Si, avant l'attaque de la maladie, dit Youatt, le chien était d'un naturel affectueux, son attitude inquiète est éloquente, il semble faire appel à la pitié de son maître. Dans ces hallucinations, rien ne témoigne de sa férocité.

« Dans le chien naturellement sauvage, au contraire, et dans celui qui a été dressé pour la défense, l'expression de toute la contenance est terrible ; quelquefois les conjonctives sont fortement injectées, d'autres fois elles sont à peine changées de couleur, mais les yeux ont un éclat inusité et qui éblouit, on dirait deux globes de feu. »

L'équivoque n'est pas possible ; l'avis, en devenant plus sérieux, ne perd pas de sa clarté, et chacun doit avouer que son éducation est rapidement formée par la lecture de cet intéressant récit. Continuons alors.

« A une période plus avancée de la maladie, l'agitation du chien augmente. Il va, vient, rôde incessamment d'un coin à l'autre. Continuellement il se lève et se couche et change de position de toute manière.

« Il dispose son lit avec ses pattes, le refoule avec son museau pour l'amonceler en un tas sur lequel il semble se complaire à reposer l'épigastre ; puis, tout-à-coup, il se redresse et jette tout loin de lui. S'il est enfermé dans une niche, il ne reste pas un seul moment en repos, sans cesse il tourne dans le même cercle. S'il est en liberté, on dirait qu'il est à la recherche d'un objet perdu ; il fouille tous les coins et les recoins de la chambre avec une ardeur étrange qui ne se fixe nulle part.

« Et, chose remarquable et en même temps bien redoutable, il est beaucoup de chiens chez lesquels l'attachement pour les maîtres semble avoir augmenté, et ils le leur témoignent en leur léchant les mains et le visage.

On ne saurait trop appeler l'attention sur cette singularité des premières périodes de la rage canine, parce que c'est elle qui entretient l'illusion dans l'esprit des propriétaires de chiens. Ils ont peine à croire en effet que cet animal actuellement encore si doux, si docile, si soumis, si humble à leur pieds, qui leur lèche les mains et leur manifeste son attachement par tant de signes si expressifs, renferme en lui le germe de la plus terrible maladie qui soit au monde. De là vient une confiance, et qui pis est, une incrédulité, dont sont trop souvent victimes ceux qui possédent des chiens, surtout des chiens intimes, qui sont pour l'homme le plus sûr des amis tant qu'ils ont leur raison, mais qui, égarés par le délire rabique, peuvent devenir et deviennent trop souvent l'ennemi le plus traître et le plus cruel. »

Le tableau est-il assez frappant? Propriétaires de chiens, n'est-ce pas que maintenant vous n'hésiterez plus, en face d'un chien malade, à recourir aux conseils éclairés d'un vétérinaire dont l'œil exercé saura voir la nature du mal, et dont la science guidera sûrement votre conduite? J'en suis bien sûr, vous ne resterez plus les bras croisés en attendant que les symptômes confirmés de la rage se soient manifestés et que vous ou quelqu'un des vôtres vous soyez devenu la victime de la première période de la maladie. Non, non, vous n'aurez plus désormais confiance en vous, et, comme votre crainte motivée sera devenue la sagesse, avec M. Bouley et avec tout le monde, vous redirez à qui voudra bien entendre, ce cri désintéressé de la science :

« Méfiez-vous d'abord du chien qui commence à devenir malade : tout chien malade doit être suspect en principe.

« Méfiez-vous surtout de celui qui devient triste, morose, qui ne sait où reposer, qui sans cesse va, vient, rôde, happe dans l'air, aboie sans motif et par un coup soudain dans le calme le plus complet des choses extérieures, qui cherche et fouille sans cesse sans rien trouver.

« Méfiez-vous surtout de celui qui est devenu pour vous trop affectueux, qui semble vous implorer par ses léchements continuels, et

« De cet ami si cher, craignez la trahison. »

Il est bien évident que ces avertissements seront entendus et compris de tous, et si tous n'en profitent pas, ce sera comme toujours le triste résultat de l'entêtement et de la routine; mais avec la persévérance et la ténacité, on parvient, sinon à les détruire, du moins à les diminuer sensiblement. « Calomniez, calomniez, a dit Beaumarchais, il en restera toujours quelque chose. » Nous, nous dirons avec le même raisonnement : Répetez, répetez sans cesse la vérité, vous arriverez pour sûr à faire quelques adeptes qui, animés des mêmes sentiments de générosité, continueront votre tâche avec une nouvelle ardeur. Vous aurez alors bien mérité de la science et des hommes.

Ici, nous arrêtons la description régulière et détaillée de la rage, bien que, dans le rapport de M. Bouley, auquel nous avons emprunté d'assez longs passages, se trouvent racontées, avec la même lucidité et presque toujours avec éloquence, toutes les terribles phases du mal qui vient assaillir l'animal atteint par le virus. Certainement il serait fort intéressant de mettre la suite de ce travail sous les yeux du public ; mais nous n'avons pas voulu faire une leçon complète de pathologie vétérinaire, nous avons tenté seulement de vulgariser quelques connaissances jusqu'alors restées l'apanage d'un trop petit nombre ; nous avons désiré qu'on pût voir, en pleine lumière, ce qui se cachait à l'ombre épaisse des livres purement scientifiques, ou dans l'enceinte très limitée des Académies.

Donc, encore une remarque qui nous paraît importante : *Rage* ne veut pas dire *hydrophobie*. Par conséquent, tout chien enragé n'aura pas forcément horreur des liquides, il ne s'éloignera pas convulsivement à la vue de son écuelle remplie d'eau ; très fréquemment, au contraire, on le verra s'approcher du vase, happer le liquide avec sa langue et l'avaler. Plus tard, malgré certaine difficulté de déglutition qui fait naître le mal, il s'efforcera de boire, et s'il ne peut y parvenir, il plongera le museau tout entier dans le vase, afin de satisfaire en partie sa soif.

.Songez maintenant combien est grave et pernicieux le préjugé populaire qui veut absolument qu'un chien enragé ne puisse boire ; il mène tout naturellement à ne pas admettre la maladie chez l'animal qui boit, et qui, tout-à-l'heure, va faire en peu de temps un nombre considérable de victimes.

Nous pourrions dire à peu près la même chose des aliments ; il ne les refuse pas, mais il s'en dégoûte rapidement ; de plus, il arrive que, par une singulière dépravation du goût et de l'appétit, il se met à manger toute espèce d'ordures et de substances contraires à ses habitudes d'alimentation. On le verra sucer et mordre des tapis, des vieilles chaussures, le bois, la terre, les pierres,... etc. On devra donc encore, par prudence, tenir un compte énorme de ce fait, car il ne faut rien négliger quand il s'agit de se préserver d'une fin aussi triste que celle des enragés. Si on a pu, comme nous, suivre la marche de la maladie, assister aux dernières heures de deux jeunes enfants mordus par des chiens malades, on est conduit naturellement à rendre service à ses semblables, en épargnant aux uns d'aussi terribles souffrances, et en privant les autres d'un spectacle aussi déchirant.

Pour être aussi complet que possible, nous allons maintenant donner succinctement les symptômes les plus importants de la rage confirmée, bien que ces symptômes aient à nos yeux moins de rapport avec le but que nous nous proposons ; car il nous semble qu'un observateur attentif devrait être suffisamment renseigné sur le développement du mal, s'il avait été témoin des diverses attitudes de l'animal qui viennent d'être décrites plus haut.

Ces symptômes sont : d'abord une abondance exagérée de la bave, dont la gueule est remplie pendant les

accès, ou bien une sécheresse très marquée de la muqueuse buccale avec coloration violacée ; des vomisse-
ments abondants de matières sanguinolentes ou de sang
pur qui provient de blessures faites à la muqueuse par
des corps durs que l'animal aurait voulu mâcher et avaler.

L'aboiement du chien enragé est très caractéristique,
mais, par contre, impossible à décrire, tant il est mo-
difié dans son timbre et dans son mode. Toutes les fois
que l'oreille sera frappée par un aboiement insolite,
on devra se tenir en garde.

Il arrive qu'un chien, sous l'empire de la rage, ne
témoigne aucune souffrance, malgré les traitements les
plus durs qui lui sont infligés : il reste muet ; ce qui ne
veut pas dire qu'il soit insensible, puisqu'il cherche à
éviter les coups ; il fuit devant la flamme. Certains sujets cependant feraient exception, puisque, si on leur
présente une barre de fer rouge, ils la saisissent dans
leur gueule et ne veulent plus la lâcher. Il est donc permis d'admettre que les chiens enragés sont non pas in-
sensibles, mais moins sensibles qu'à l'état physiologique. On devra donc se méfier d'un chien qui paraît
peu ou point sensible à la douleur.

L'état rabique est aussi caractérisé par une particula-
rité singulière. Familier avec l'homme, tranquille devant les autres animaux, la vue d'un être de son espèce
suffit pour déterminer un accès redoutable chez le chien ;
et, chose remarquable, tous les animaux, à quelque
espèce qu'ils appartiennent, subissent la même impres-
sion en présence du chien ; le mouton lui-même entre
en fureur dès que celui-ci l'approche. Ce signe est d'une
importance inouïe, puisqu'un chien pourra révéler sa
maladie ou devenir furieux et agressif dès qu'il rencon-
trera son semblable. Comme le dit encore M. Bouley,

le chien est. le réactif le plus sûr à l'aide duquel on puisse déceler la rage latente chez un animal qui la couve.

Enfin il arrive souvent que le chien enragé s'échappe de la maison et disparaît pour ne plus revenir ; alors il meurt au loin, sur les routes, dans les forêts, ou sous les coups d'une population nombreuse qui a des raisons plausibles pour ne pas le laisser sain et sauf. Ou bien, après être parti et avoir erré de toutes parts, il revient au logis. C'est le moment où arrivent les plus grands malheurs. Tout le monde, satisfait de le revoir après des jours entiers d'absence, veut le caresser, s'apprête à le secourir, car il est misérable, amaigri, desséché, couvert de boue et de sang. Mais malheur à qui l'approche ! A la période où en est arrivé le mal, il a besoin de mordre, et il le fait, puisque tout sentiment affectueux ne peut l'emporter sur cette impérieuse propension. Il faudra donc considérer comme suspect un chien qui, parti bien portant, reste éloigné pendant deux ou trois jours, et revient dans un état de décrépitude quelquefois impossible à décrire.

Ici finit la description de la rage, sur laquelle nous nous sommes étendu longuement, pour répondre à notre promesse du début, qui disait : Le meilleur préservatif de la rage est la connaissance des symptômes de cette maladie ; il nous a donc fallu les fournir tous pour être loyal. Puisse le préservatif, sous cette forme, être pris au sérieux, être adopté par le plus grand nombre, et transmis par quelques-uns ; nous aurons alors obtenu la récompense de nos efforts.

Dans les chapitres qui vont suivre, nous dirons quelques mots des moyens récents employés administrativement pour arrêter le développement et la propagation du virus rabique ; nous terminerons par quelques considérations sur le traitement rationnel des premiers accidents, et nous nous expliquerons sur la valeur qu'on doit accorder à tous les moyens préconisés par le public et par certains empiriques ou charlatans pour guérir cette incompréhensible maladie.

II

L'administration supérieure et les autorités locales ne pouvaient pas rester immobiles en face des ravages produits par les chiens enragés ; il a donc fallu chercher avec ardeur, sinon un remède, du moins un palliatif du mal. C'est pourquoi il fut dès-lors publié une série de dispositions réglementaires que nous allons passer en revue, pour les discuter au besoin, et faire ressortir pour chacune ce qu'elles ont d'utile et de pratique, aussi bien que le côté défectueux ; car il importe beaucoup de signaler à tous la nature et la forme des préjugés, quelles que soient les régions où elles se produisent. L'éducation populaire ne sera complète qu'à ce prix.

La première et la plus importante des mesures prises par le gouvernement, est l'impôt sur la race canine. Qui oserait maintenant l'attaquer dans son principe ? Les bons résultats qu'elle a donnés sont beaucoup trop évidents, pour qu'une semblable idée puisse naître dans un esprit tant soit peu habitué au raisonnement. S'il était possible de désirer une modification, ce serait, sans aucun doute, dans le sens de l'augmentation de cet impôt, surtout pour certaines races dangereuses ; puis le chien de luxe devrait, à nos yeux, supporter une taxe plus élevée. Depuis douze ans que la loi est promulguée, le nombre des chiens a notablement décru, et proportionnellement les cas de rage doivent être devenus plus rares. Donc, si on parvenait à réduire la race canine à la quantité strictement nécessaire pour les besoins réels de l'homme, on ne ferait que continuer l'œuvre commencée avec tant de succès.

La sequestration dans les maisons est encore recommandée. En elle-même la mesure est excellente ; le chien est une propriété qu'on doit surveiller comme toutes les autres. Mais combien peu généralement ce moyen est-il appliqué? Ne voyons-nous pas chaque jour un nombre considérable de chiens errants : les uns avec la plaque réglementaire indiquant le nom et la demeure du maître, les autres dépourvus complétement de signe distinctif? Pour nous, il y a danger de laisser ainsi courir à travers les rues, les routes et les bois, des animaux de cette espèce, quelquefois d'une taille et d'une force extraordinaires, et capables, dans un accès de fureur quelconque, de tuer et de dévorer un être humain. Qu'adviendrait-il, si par hasard ils étaient atteints de rage? Une horripilation générale, qui succède immédiatement à cette pensée condamne, par elle-même, la négligence des propriétaires, et fait voir l'insuffisance des répressions employées contre ceux qui refusent d'exécuter les réglements dictés par la sagesse et l'expérience. Nos sentiments à cet égard sont bien arrêtés, et, sans vouloir indiquer les réformes, nous nous contenterons d'avertir nos concitoyens sur le danger qui les menace, et sur celui qu'ils font courir aux autres, en ne se conformant pas à la législation.

Celle-ci interdit formellement de laisser en liberté un cheval, un âne, un bœuf, etc. , voire même des poules, pourquoi donc le chien, dont les morsures peuvent être si meurtrières, serait-il privilégié? Nous ne pouvons le comprendre en théorie, mais en fait il nous semble entrevoir une raison qui, peut-être, est la bonne. Con-

vaincue du bien que pourrait faire l'application sévère
de la mesure, l'administration devine la résistance des
populations, redoute les difficultés du contrôle, les pro-
cédures continuelles, et la création probable d'employés nouveaux; et alors elle recule, laissant de côté
l'arme dont elle pouvait se servir avec tant d'efficacité.

Mais la rage est toujours là, qui de temps à autre fait
moisson des existences. On tremble à son passage; il
faut donc l'arrêter et même l'immoler; et pour cela,
après bien des efforts et des recherches, on invente la
muselière, ou plutôt une ordonnance qui l'impose à tous
les chiens!

Nous rejetons de toutes nos forces cet instrument de
torture, dont l'effet inévitable (quand il est conscien-
cieusement établi) est de mettre au début l'animal en
fureur, et, plus tard, de le rendre triste, malade et
hargneux. Mais, dira-t-on, il l'empêche de mordre, et,
s'il est enragé, il ne pourra pas nous communiquer la
maladie. Ecoutons encore sur ce sujet la parole autori-
sée de M. Bouley :

« Parmi les mesures de police, il en est une, au dire de certaines personnes, qui, si on tenait la main à ce qu'elle fut rigou-
reusement observée, devrait être très efficace : c'est le musèlle-
ment. Les résultats obtenus en Prusse, d'après ce que M.
Renault a rapporté, n'en témoignent-ils pas ?

« Ces résultats, produits par l'énergie de la police prussienne,
sont vraiment si merveilleux, que nous n'avons pu nous défendre
de concevoir des doutes sur leur authenticité absolue.

« Il paraît, du reste, que depuis la publicité que M. Renault
leur a donné en France, ils ont été contestés à Berlin même, et
qu'ainsi notre regretté collègue aurait été trompé par des com-
munications administratives inexactes.

« Quoi qu'il en soit, il est certain qu'en France, et à Paris no-
tamment, la manière dont on applique le musellement est une

pure fiction, et que dans l'état actuel des choses, on ne peut pas apprécier la valeur prophylactique de cette mesure de police, qui ne reçoit pas et n'a jamais reçu son application réelle.

« De fait, il vaudrait tout autant, pour satisfaire aux prescriptions réglementaires, figurer avec un pinceau, sur la tête des chiens, le tracé d'une muselière, qu'appliquer celles qui sont usuelles aujourd'hui, lesquelles consistent dans une simple courroie passée sur le chanfrein, assez lâche pour permettre la respiration bucale et l'aboiement, et par conséquent à peu près inutile pour empêcher la morsure.

« La muselière d'aujourd'hui n'est donc, à vrai dire, qu'un subterfuge, une manière de paraître observer la loi, tout en l'éludant ; et il devait en être ainsi, car la loi a exigé l'impossible en prescrivant l'application, autour de la tête du chien, d'un appareil de coërcition qui s'opposerait à l'écartement des mâchoires.

« Le chien a les cavités nasales trop étroites pour respirer exclusivement par le nez, comme le fait le cheval ; il faut qu'il respire par sa gueule béante, qu'il transpire par sa langue et toute sa muqueuse bucale ; il faut conséquemment qu'il puisse ouvrir les mâchoires.

« Le problème à résoudre est donc celui-ci : appliquer autour de la tête du chien un appareil qui, tout en lui laissant la liberté de la respiration buccale, l'empêcherait cependant de se servir de ses mâchoires pour attaquer et pour mordre.

« Un moyen simple de résoudre ce problème, serait de fixer, autour de la tête du chien, une sorte de cage, semblable, en petit, au panier à salade, assez spacieuse pour que l'écartement des mâchoires y fut bien libre ; ce serait là certainement un appareil efficace contre les morsures. Mais, au point de vue esthétique, on ne saurait se dissimuler qu'il laisserait beaucoup à désirer. Or, il faut craindre le ridicule, surtout en France ; la mesure la plus utile, si elle prête à rire, court la chance de rencontrer dans son application des obstacles impossibles à surmonter.

« Heureusement que ce problème vient de recevoir, dans ces derniers temps, une meilleure solution. Deux muselières, cons-

truites d'après les mêmes idées, viennent d'être inventées, l'une
par M. le professeur Goubaux, d'Alfort, l'autre par M. Charrière,
de Lausanne. On a pu en voir des spécimens à l'exposition des
chiens, à Paris. Toutes deux permettent de désarmer l'animal de
ses mâchoires, tout en lui laissant la liberté de respirer gueule
béante et langue pendante.

« Ces muselières sont formées de deux pièces articulées, plus
longues que les mâchoires du chien, auquel elles sont destinées,
les garnissant périphériquement, susceptibles de s'écarter sous
l'influence de l'action des muscles qui ouvrent la bouche, et
quand la bouche se ferme revenant sur elles-mêmes par l'action
d'un ressort très simple.

« Ces ingénieux appareils peuvent permettre aujourd'hui d'appliquer avec rigueur le musellement, tout en exemptant l'animal
d'une contrainte impossible à supporter. Nous désirerions donc
que l'expérience en fût faite d'une manière réglementaire, avant
de rejeter le musellement comme une mesure tout au moins inutile.

L'honorable académicien, comme on le voit, n'est pas
très favorable à la muselière, mais il demande une expérience, ce qui l'empêche de se prononcer catégorique-
ment contre l'appareil. Il est vrai que, dans un autre dis-
cours, il avoue que s'il n'a pas, dans son rapport, jugé le
musellement avec autant de sévérité que ses collègues,
c'est par respect pour l'opinion de M. Renault, qu'une
mort glorieuse et prématurée venait de ravir à la science.
Le sentiment est louable, mais avant tout la vérité.

Du reste, le plus grand nombre des vétérinaires, et
même des médecins, s'élèvent contre tout moyen anti-
physiologique qui ne permettra pas au chien de respirer, de boire et de manger au moment où le besoin se
fait sentir.

Bien avant le rapport de M. Bouley, bien avant la
discussion à l'Académie, la Société de Médecine de Ver-

sailles, dans la séance du 24 juillet 1862, avait entendu M. Moser, l'un de ses membres, s'élever énergiquement contre la muselière, qu'il regardait non - seulement comme nuisible, mais comme dangereuse ; et il basait son opinion sur les mêmes lois physiologiques énoncées par M. Bouley. Justice devait être rendue à un collègue que nous honorons vivement, et dont nous apprécions tous le savoir.

Donc, de tous les moyens préservatifs employés par l'administration, un seul subsiste et subsistera toujours avec toute sa valeur : c'est l'impôt.

Il en est un autre qui n'est pas du même ordre et qui n'émane pas de la même source, et qui produira, nous l'espérons du moins, de très heureux résultats ; c'est celui que nous employons en ce moment, et qui a été chaudement recommandé par M. Bouley, et très énergiquement appuyé par les autres académiciens :

« La divulgation des faits, et le frappement répété de « l'attention publique par l'exposé de ces faits. »

En y ajoutant quelques commentaires instructifs à l'usage de tous, on atteindra le but, car l'ignorance est la cause de bien des maux.

III

Nous avons, jusqu'ici, beaucoup parlé de la race canine, et à l'égard de l'espèce humaine nous sommes resté presque silencieux. En cela nous avons un motif très plausible : c'est que la rage ne se développe pas ou du moins ne paraît pas se développer spontanémen chez l'homme, qui, la plupart du temps, la subit directement du chien. Dans ce qui va suivre, nous sommes forcé de nous occuper un peu plus de nos semblables, à qui nous adressons humblement cette publication.

Il s'agit de répéter encore les moyens médicaux et chirurgicaux utiles à employer contre la rage, bien que le traitement de cette maladie soit, jusqu'à ce jour, le plus triste et le plus déplorable écueil du médecin. Néanmoins, comme l'a dit M. Jolly dans une allocution prononcée à l'Académie, enlever s'il se peut à l'organisme la cause virulente ou pathologique de la rage, neutraliser sa puissance pour anéantir ses effets délétères, venir en aide à l'organisme dans ses efforts d'élimination; tel est le trépied sur lequel il est permis d'asseoir toute thérapeutique de la rage.

C'est donc contre la morsure ou l'inoculation, de quelque manière qu'elle se trouve produite, qu'il faudra, dès le début, diriger tous ses efforts. Nous nous associerons en outre à l'idée émise par MM. Tardieu et Bouley, qu'il est urgent d'agir avec énergie contre *toutes* les morsures faites par les chiens, et à plus forte raison par les loups.

Parmi les moyens recommandés, nous citerons d'abord la cautérisation avec le fer rouge, dont l'usage est consacré depuis des siècles, et dont le succès sera d'autant plus assuré, qu'on aura été plus expéditif et plus énergique dans son application. S'il n'a pas toujours réussi, il faut accuser l'hésitation des personnes mordues ou le peu de hardiesse des médecins de circonstance, plutôt que la valeur réelle du traitement. Il en est qui veulent savoir, avant de recourir à la cautérisation, si le chien est enragé; c'est du temps perdu, et on le sait, dans cette circonstance plus que dans toute autre : *Fugit irreparabile tempus.*

Viennent ensuite les ablutions avec différents liquides, dont quelques-uns comme l'eau-de-vie, l'alcool, l'alcali volatil,... etc.; sont beaucoup trop insuffisants pour être conseillés, au moins comme application définitive,... car celle-ci laisserait les malheureux blessés s'endormir dans une fausse sécurité, dont ils ne sortiraient que par un épouvantable réveil. Choisissons donc des liquides plus énergiques ; le *chlorure d'oxide de sodium* et surtout le *nitrate acide de mercure*.

Il est encore une opération que nous ne saurions mieux recommander qu'en rapportant tout au long les paroles de M. Jolly.

« Ne serait-ce pas le cas d'un moyen que le seul effroi de la rage a pu faire repousser de tout temps, même des praticiens, mais que la science, aujourd'hui mieux éclairée, pourrait conseiller avec une juste confiance, et que le dévouement pourrait accepter sans crainte ; je veux parler de la succion, qui serait encore plus immédiatement applicable que tout autre, et qui, je le répéte, ne serait pas seulement innocente pour le blessé, qui, par le seul fait même de sa morsure, peut se croire sous le coup de la maladie, mais également innocente pour tout assistant qui se prêterait à ce genre d'opération, puisqu'il lui suffirait, pour éviter tout danger, de se débarrasser du produit de la succion, soit par son expuition immédiate, soit en le portant par la déglutition dans les voies digestives, où l'on sait par expérience qu'il devrait perdre toute sa propriété virulente et toute sa puissance d'inoculation. Les Psylles de l'ancienne Egypte et de la Lybie n'avaient pas d'autre secret pour conjurer les effets de la morsure des animaux venimeux, et l'on ne dit pas qu'ils aient jamais couru le moindre danger pour l'usage de cette pratique.

« Il y a d'ailleurs un moyen tout simple de remplacer la succion naturelle ou directe par l'application de la ventouse dite allemande, sorte de cloche perforée à son sommet, qui permettrait d'opérer avec le même avantage la succion médiate, si elle s'offrait à l'opportunité du moment, car c'est ici le lieu de répéter que, d'après les expériences de notre regrettable collègue, M. Renault, quelques minutes ont pu suffire à l'absorption du virus rabique, après son inoculation. La succion médiate ou immédiate pourrait donc entrer aujourd'hui comme moyen essentiel de traitement prophylactique (1) de la rage.

Nous ne dirons rien du traitement général qui pourrait être opposé avec plus ou moins de succès au développement de la rage ; cette partie est complétement du ressort de la pratique médicale et ne saurait figurer dans ce travail ; il en est de même du traitement de la rage confirmée. Du reste, malgré la foule innombrable de remèdes préconisés tour à tour, il n'en est pas un qui ait donné l'ombre d'une guérison acceptable par la science, qui, jusqu'à ce jour, n'a rencontré dans cette voie que mensonge et déception. Il n'est pas à dire que tout soit perdu ; bien au contraire : en face des découvertes heureuses et des applications utiles qu'on fait à chaque instant en thérapeutique, nous sommes en droit de concevoir pour l'avenir de légitimes espérances.

De ce qui précède, n'est-il pas tout simple que nous consacrions nos dernières lignes à juger la pratique des charlatans. Ceux-ci, en général, forment trois classes bien séparées : les uns affirment guérir une maladie qui existe et ne la guérissent pas ; d'autres s'engagent à faire disparaître une maladie qui n'existe pas et qui probablement ne viendra jamais ; enfin, d'autres encore forcent, par des manœuvres habiles, les malades et les blessés qui sortent de leurs impudentes consultations, à dire qu'ils sont déjà soulagés ou même qu'ils sont guéris. Étonnantes impostures auxquelles le public accorde toute sa foi, tant il est vrai que l'esprit humain a soif du merveilleux, et qu'il se laisse facilement dominer par les actes les plus surnaturels, refusant en outre de croire aux résultats normaux et scientifiquement établis dont il est témoin tous les jours !

(1) Préventif.

En ce qui touche la rage, les charlatans appartiennent à la deuxième catégorie, et c'est ordinairement à
l'aide de breuvages inoffensifs et de prescriptions peu
dangereuses qu'ils traitent les personnes mordues qui
veulent bien réclamer leurs soins et leurs conseils. Nous
avons dit breuvages *inoffensifs,* nous ajouterons, sans
peur de nous tromper, et complètement *inactifs* contre
le virus rabique. Nous connaissons, non pas intimement,
un exploiteur très en renom, qui prétend, à l'aide de
boissons par lui-même préparées, empêcher la maladie
de se déclarer ultérieurement ; mais il y met une con-
dition essentielle, sans laquelle il ne répond plus du résultat, c'est que les morsures n'auront pas été faites au
visage et aux mains. Il a bien raison, et nous devons, en
cela, lui reconnaître une certaine habileté, ou plutôt
une dose convenable de prudence. En effet, les mains et
le visage étant à l'air libre, toutes les morsures de chien
qni les atteindront seront dans les conditions les plus
favorables pour absorber le virus contenu dans la bave
de l'animal ; que ferait alors le susdit breuvage ? Dans
les autres régions, avant d'arriver jusqu'au derme et de
produire une plaie, les dents et la gueule auront le
temps et le moyen de s'essuyer sur les différentes épais-
seurs de vêtements ; il y aura donc moins de chance
pour l'inoculation ; le traitement sera conseillé.

Voilà un charlatan ; tous les autres lui ressemblent.

Il est alors bien clair qu'aucune de ces recottes ne
mérite la confiance dont elles sont entourées. Doit-on
pour cela les repousser entièrement et leur faire une
guerre acharnée ? Au point de vue scientifique et admi-
nistratif, oui ; au point de vue de l'humanité, non. Cela
mérite une explication.

« Il est une chose dont nous devons faire le triste aveu, dit encore M. Bouley, c'est que, en dehors de la cautérisation la plus hâtive possible après la morsure, nous ne connaissons pas le moyen de combattre les effets d'une inoculation rabique.

« Et cependant il est du devoir du médecin de ne pas abandonner son malade, de ne pas le laisser sous le coup de ses terreurs, de soutenir son moral, de le remonter, d'essayer de lui donner la foi dans l'efficacité d'un traitement quelconque, que le médecin y croie ou non.

« En pareille matière il faut des actions et non pas seulement des paroles.

« Mais en dehors de ces traitements rationnels, il est des pratiques empiriques qu'il ne faut pas trop, ce me semble, répudier, non pas que je croie pour ma part à leur efficacité, mais parce qu'elles sont capables d'exercer sur le moral des malades une influence salutaire, en raison de la réputation séculaire dont jouissent un grand nombre d'entre elles.

« Heureux en pareil cas ceux qui sont assez *pauvres d'esprit* pour avoir la *foi*. Ils peuvent être sauvés, non pas de la rage, si la fatalité de l'inoculation qu'ils ont subie les y condamne, mais de ses angoisses préliminaires, et c'est là, à coup sûr, un résultat précieux. Permettez-moi, à cet égard, de citer un fait qui vous prouvera combien le traitement moral de la rage, même par des pratiques tout empiriques, peut être utile.

« Au commencement de ce siècle, l'école d'Alfort était encore réputée posséder un secret contre la rage, et le successeur du fondateur, Chabert, qui était un ancien compagnon maréchal, élevé par son intelligence à cette haute situation, préparait lui-même les breuvages pour les malheureux qui venaient implorer son secours.

« Avec le progrès des sciences, cette pratique est tombée en désuétude.

« Cependant le souvenir s'en est conservé dans le fond des campagnes, et je me rappelle qu'il y a vingt ans, à mes débuts dans le professorat, un malheureux Bas-Breton, qui avait subi la morsure d'un chien enragé, fit à pied le voyage de Paris pour venir boire à Alfort le fameux breuvage de Chabert. Mon premier sentiment, et je dois dire mon tort, fut de rire de la crédu-

lité du pauvre diable ; mon second, autre tort plus grave, de l'envoyer promener en lui disant tout net que je ne pouvais rien pour lui ; mais j'avais à faire à un Bas-Breton qui, de par sa race, était obstiné dans ses volontés, et s'était promis d'arriver à ses fins. — « On m'avait bien prévenu, dit-il, que vous me refuse-
» riez ; mais je sais que vous êtes bon, malgré vos emportements,
» et je suis sûr que vous finirez par me donner ce que je de-
» mande. »

« Quel parti devais-je prendre ? Céder évidemment, et contenter ce malheureux. Je me rendis à la pharmacie et composai un breuvage de substances fortement sapides et odorantes, dans lequel entraient le jalap et l'aloès. Mon homme l'avala d'un trait. Vous dire son exultation une fois qu'il l'eût dégluté, me serait impossible. Il était transfiguré ; la joie jaillissait de ses yeux. Il partit avec la croyance profonde qu'il n'avait plus de dangers à courir. Qu'est-il devenu ? Je l'ignore ; mais s'il est mort de la rage, à coup sûr il s'est trouvé exempté, pendant toute la période d'incubation, des terreurs dont il était poursuivi.

« Je n'insiste pas davantage, et je conclus en disant qu'à défaut d'une méthode de traitement vraiment efficace, il n'est pas utile de dissuader les *croyants*, dès que leurs blessures ont été cautérisées, de se rendre là où leur foi les appelle ; l'influence morale, exercée sur eux par les pratiques auxquelles ils croyent, ne peut que leur être salutaire. »

Impossible de ne pas partager sans restriction les idées émises dans ce passage ; le traitement moral est trop utile ; mais nous regrettons qu'il reste placé encore de nos jours entre les mains de gens inexpérimentés, et même d'ouvriers sans instruction. Pour terminer, faisons des vœux sincères pour que les populations abandonnent désormais la routine de nos pères, et, qu'avec confiance, elles s'adressent plus souvent aux médecins, gardiens fidèles et dévoués de la santé et de la vie publiques.

Versailles — Imprimerie de E. AUBERT, 6, avenue de Sceaux.

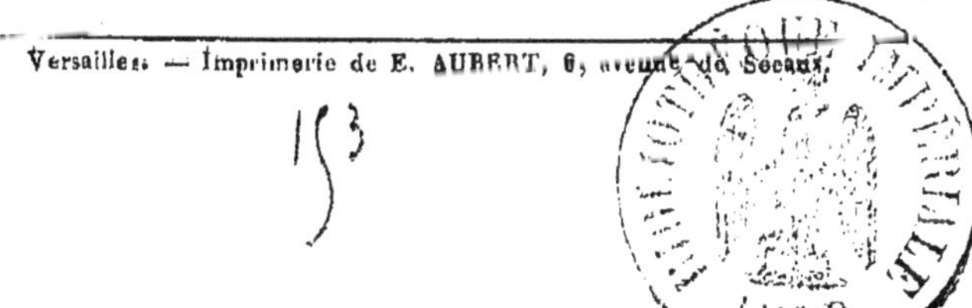